Arthur Armaingaud

Pneumonies

et

fièvres intermittentes pneumoniques

avec

tracés thermographiques

Elibron Classics
www.elibron.com

Elibron Classics series.

ISBN 0-543-70476-9 (paperback)
ISBN 0-543-70475-0 (hardcover)

This Elibron Classics Replica Edition is an unabridged facsimile of the edition published in 1872 by Delahaye, Paris.

PNEUMONIES

ET

FIÈVRES INTERMITTENTES PNEUMONIQUES

AVEC

TRACÉS THERMOGRAPHIQUES

PAR

LE Dr ARMAINGAUD

Ancien externe des hôpitaux de Paris, — ancien élève de l'École pratique,
Membre de la Société de Médecine de Bordeaux,
Membre de la Société d'ethnographie de Paris.

PARIS

ADRIEN DELAHAYE, LIBRAIRE-ÉDITEUR

PLACE DE L'ÉCOLE-DE-MÉDECINE

1872

Bordeaux. — Imprimerie générale d'Émile Crugy.

I

FIÈVRES INTERMITTENTES A FORME PNEUMONIQUE.

A l'occasion des deux observations de fièvre intermittente pneumonique que j'ai l'honneur de présenter à la Société de médecine de Bordeaux, j'ai voulu consulter les auteurs qui ont écrit sur la fièvre pernicieuse pneumonique et sur la fièvre intermittente, et j'ai pu constater, dès le début de cette étude, qu'il régnait sur cette question une confusion et une obscurité regrettables et une divergence absolue. C'est ainsi que, tandis que Laennec, Trousseau, Grisolle, Rouxeau, E. Gintrac, Jaccoud reconnaissent l'existence de la fièvre pernicieuse pneumonique, le professeur Léon Colin (1), au contraire, dans un livre récemment publié sur les *fièvres intermittentes*, se refuse formellement à l'admettre; d'un autre côté, nous voyons le Dr Saillard et le professeur Grisolle lui-même admettre non-seulement l'existence de la fièvre pernicieuse pneumonique, mais encore celle d'une véritable pneumonie intermittente. Une si grande divergence d'interprétation m'a fait supposer que ces auteurs ne s'appuyaient pas sur les mêmes faits, et que chacun d'eux n'avait lu qu'une partie des observations qui ont été publiées sur ce sujet, et j'ai voulu me rendre compte par moi-même de

(1) *Traité des fièvres intermittentes,* par le Dr Léon Colin, médecin principal de l'armée, professeur au Val-de-Grâce ; 1870.

l'état de la question en remontant aux sources. J'ai dû pour cela compulser les recueils de pathologie et de clinique, et j'ai lu toutes ou à peu près toutes les relations qui ont été publiées sur ce sujet, à l'exception de trois cas qu'il m'a été impossible de trouver.

J'ai pensé faire un travail utile en réunissant toutes ces observations résumées, à la suite des deux observations qui me sont personnelles; et je crois que leur simple rapprochement, suivi de quelques remarques, suffira pour dissiper une partie de la confusion qui règne sur ce sujet, ne serait-ce qu'en montrant comment la question doit être posée.

Voici d'abord mes deux observations :

Ire Obs. — *Type tierce.* — (1) Le 12 septembre 1868, je suis appelé auprès du nommé P., dans le canton de Saint-Ciers-Lalande. C'est un homme de 50 ans, d'un tempérament lymphatique, d'une bonne constitution, n'ayant jamais été atteint jusqu'à ce jour que par quelques accès de fièvre intermittente, comme presque tous les habitants de ce pays marécageux, accès promptement enrayés par les préparations quiniques. Son dernier accès date de quatre ans. La veille au soir, un violent frisson l'avait surpris au milieu de son travail, et il s'était mis au lit avec la fièvre et une gêne notable de la respiration. Au moment où je l'examine, dix heures du matin, la dyspnée est intense; le pouls, plein, d'une force considérable, bat 118 fois; le cœur a une impulsion exagérée; la toux pénible mais peu fréquente, suivie de l'expectoration de rares crachats blanchâtres, aérés et écumeux.

Le thermomètre, placé sous l'aisselle, marque 39°,9. Le malade se plaint d'une douleur sous-mammaire très-intense à droite. Les deux pommettes sont d'un rouge vif; à la percussion, submatité à droite et en arrière; à l'auscultation, on entend des râles crépitants à droite, quelques râles sibilants à gauche. Croyant assister au début d'une pneumonie franche, je prescris 2 gram-

(1) Ces deux observations ont été prises à Saint-Ciers-Lalande (Gironde), localité paludéenne.

Fièvre intermittente pneumonique, tierce. (I)

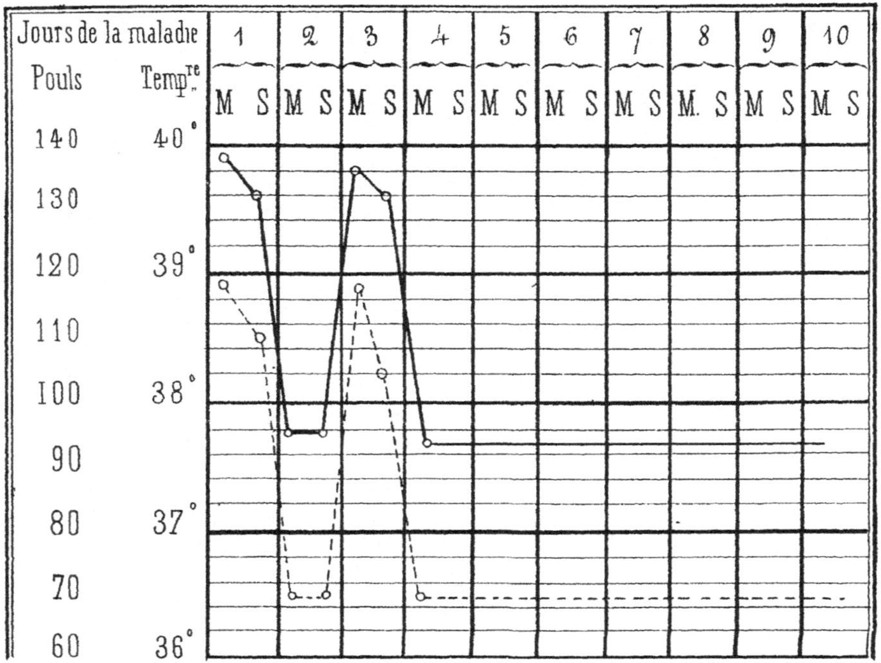

mes de kermès dans une potion. Le soir, à cinq heures, le malade présente une légère amélioration : le pouls bat 110 fois, le thermomètre a baissé de 3/10 de degré et ne marque plus que 39°,6; une sueur abondante est survenue depuis une heure environ. — Continuation de la potion kermétisée.

Le lendemain matin, à neuf heures, tous les symptômes ont disparu; la douleur sous-mammaire a cessé; le pouls est à 70, la température est redescendue à l'état normal, 37°,8; la toux, la matité, les râles crépitants, tous les symptômes thoraciques ont disparu.

Cette apyrexie me fit changer mon diagnostic en celui de fièvre intermittente avec détermination pulmonaire, et je prescrivis 2 grammes de sulfate de quinine.

Le lendemain matin, à dix heures, troisième jour de la maladie, j'appris que l'absence de la fièvre et de tous les autres symptômes avait continué pendant toute la journée de la veille, à tel point que le malade, se croyant guéri, s'était levé et était allé se promener dans les champs; mais que, vers onze heures du soir, la fièvre ainsi que la toux et la gêne de la respiration étaient subitement revenues. Je constate, en effet, que le pouls est remonté à 118, que la matité a reparu, et que le râle crépitant, qui est revenu, s'est généralisé et s'étend dans tout le côté gauche; le thermomètre marque 39°,8; les crachats, qui la veille étaient blancs, sont devenus sanguinolents et ne diffèrent en rien des crachats du premier degré de la pneumonie. J'explore attentivement la rate; la région splénique ne présente aucune tuméfaction, aucune douleur à la pression.

Le soir, à sept heures, le malade est en sueur ; le thermomètre est descendu de 2/10 de degré et marque 39°,6; les signes locaux de la fluxion pulmonaire persistent avec la même intensité.

Je prescris 1 gramme de sulfate de quinine, bien que l'accès ne soit pas terminé.

Le lendemain, quatrième jour, tous les symptômes, comme l'avant-veille, ont complètement disparu ; à peine un peu de submatité, plus de râles crépitants, plus de crachats sanglants, plus de fièvre; le thermomètre est redescendu à 37°,7. Je prescris 2 grammes de sulfate de quinine. Le lendemain et les jours suivants, ni la fièvre, ni aucun des autres symptômes n'a plus reparu.

IIe Cas. — Courjaud, âgé de 28 ans, habitant le village des Ferrés, sur le bord du marais Saint-Louis, d'un tempérament lymphatique, assez bonne constitution. Ce malade a eu la fièvre typhoïde quelques années auparavant; aucun autre antécédent morbide, si ce n'est deux accès de fièvre intermittente dans son enfance. — Le 5 août 1869, vers onze heures du matin, ce jeune homme ressent une douleur dans la région sous-mammaire gauche, et il est saisi en même temps d'un violent frisson, bientôt suivi d'une sensation de chaleur intense, et de gêne dans la respiration.

Le soir, à huit heures, je visite ce malade pour la première fois, et je constate les symptômes suivants: dyspnée intense, crachats légèrement striés de sang, douleur sous-mammaire très-intense; le thermomètre marque 40°,1; le pouls bat 116 fois, il est plein et fort; la percussion fait percevoir une matité assez marquée dans toute la partie gauche du thorax, surtout en arrière; à l'auscultation, on entend, pendant l'inspiration, du râle crépitant sec, très-net et très-distinct; les pommettes sont très-colorées. Je diagnostique une pneumonie franche, et je prescris 25 gouttes de teinture de digitale dans une potion.

Le lendemain, à huit heures du matin, je reviens auprès du malade; mais, à mon grand étonnement, la fièvre est tombée, le pouls ne bat plus que 69 fois; le thermomètre est descendu à 36°,9; la matité thoracique est presque nulle; la dyspnée, les râles crépitants ont disparu; on perçoit seulement quelques râles sibilants disséminés. Le souvenir de l'observation précédente se représenta alors à mon esprit, et je vis que j'avais affaire à une intermittente pneumonique. Je prescrivis donc 2 grammes de sulfate de quinine, à prendre dans la journée; et avant de quitter le malade j'explorai la rate, qui ne parut pas tuméfiée et ne présentait aucune sensibilité à la pression. — Le soir à sept heures, même état d'apyrexie, le thermomètre marque

Fièvre intermittente pneumonique, tierce. (II)

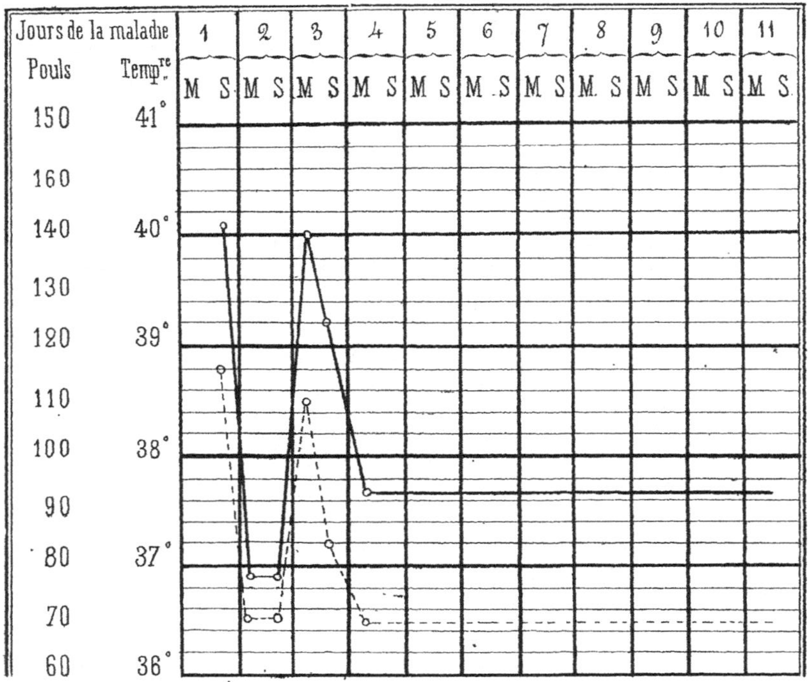

toujours 36°,9, même absence de tous les symptômes thoraciques.

Le lendemain, à onze heures, troisième jour de la maladie, je retrouve mon malade avec une fièvre intense qui l'a repris vers huit heures du matin, et tout l'appareil symptomatique de la veille a reparu. Il y a cependant une légère diminution dans l'intensité ; la dyspnée est moins forte, le pouls bat 110 fois, le thermomètre marque 40° degrés, les râles crépitants ont reparu ainsi que la matité, et, chose à noter, la douleur de côté et la rougeur des pommettes ont reparu aussi. Enfin, l'estomac est d'une intolérance absolue ; le malade vomit tout ce qu'on lui donne, même la tisane, et le sulfate de quinine prescrit la veille a probablement été rejeté en grande partie. Cette intolérance de l'estomac empêchant de rien lui administrer par les premières voies, je prescris deux lavements contenant chacun 1 gramme 50 de sulfate de quinine, et j'applique immédiatement sur la région épigastrique un petit vésicatoire ammoniacal que je panse avec de la morphine pour combattre le vomissement.

Le soir, vers huit heures, les symptômes persistent, mais avec une diminution assez sensible d'intensité ; le thermomètre ne marque plus que 39°,2 ; la dyspnée est moins intense ; les lavements de quinine ont été parfaitement tolérés, et le malade est complètement sourd, ce qui indique que le sulfate de quinine a été absorbé.

Le lendemain, quatrième jour, à neuf heures du matin, tous les symptômes ont disparu depuis le milieu de la nuit ; plus de dyspnée, le pouls est retombé à 68, la température à 37°,7 ; plus de râle crépitant, la matité a presque complètement disparu, quelques râles sibilants disséminés dans la poitrine, quelques crachats muqueux, plus de toux. L'emploi du sulfate de quinine est renouvelé ; à partir de ce jour, rien n'a plus reparu.

Voici maintenant le résumé des observations que j'ai pu trouver dans les auteurs de pathologie et de clinique et les journaux de médecine depuis l'époque où l'auscultation est devenue usuelle :

Obs. III. — *Type quarte.* — Service de M. Dutrouilh à l'hôpital de Bordeaux. — Observation prise par M. Cazentre (1).

1er jour. — Castagnet, serrurier, 22 ans. Dans la nuit du 7 avril 1834, douleur fixe et aiguë au-dessous du mamelon gauche. Dès le matin il entre à l'hôpital. Douleur sous le mamelon, gêne de la respiration, crachats sanglants et visqueux, râle crépitant, fin et sec dans l'étendue de 4 à 5 pouces à gauche, anxiété extrême, fièvre intense, pouls fréquent et plein, céphalalgie, rougeur de la face. Saignée de 12 onces; looch.

2e jour. — Tous les accidents ont cessé dans la nuit; plus de fièvre, plus de râle crépitant, plus de point de côté. Pédiluve, looch.

3e jour. — Le malade est très-bien, il se promène et mange avec appétit.

4e jour, matin. — Il est dans un état de souffrances cruelles; râle crépitant, crachats sanglants, point de côté, douleur intolérable, dyspnée intense, visage couvert de sueur. Large vésicatoire, et 1 gramme de sulfate de quinine.

5e jour. — Amélioration extraordinaire, respiration facile, crachats à peine rouillés. Le malade achève sa potion de quinine.

6e jour. — Tous les accidents ont disparu; il ne reste plus qu'une toux rare. Rien plus ne reparaît à partir de ce jour.

Obs. IV. — *Type quotidien.* — Mondière (2). — 1er jour, matin. — Le 12 février 1843, à deux heures de l'après-midi, le Dr Mondière est appelé auprès de la femme B., qui, le matin même, avait été prise tout à coup d'un violent frisson, d'une douleur sous le sein gauche, de toux et de crachats sanguinolents. Peau brûlante, fièvre assez forte, le pouls bat 100 fois; langue rouge à la pointe, soif vive, toux fréquente, expectoration difficile, respiration pénible, crachats tout à fait pneumoniques, matité dans la moitié inférieure du poumon gauche, râle cré-

(1) *Lancette française* de 1834, t. VIII, p. 343.

(2) *Revue médicale*, juin 1843, p. 163.

pitant bien caractérisé. Saignée de 400 grammes, et 12 sangsues *loco dolenti*.

Soir. — A sept heures du soir, on vient me dire que, vers quatre heures de l'après-midi, une sueur abondante était survenue, au milieu de laquelle la femme B. avait vu disparaître sa toux, sa douleur de côté, son oppression et ses crachats sanguinolents.

2e jour. — A huit heures du matin, la malade est gaie, demande à manger; la fièvre a disparu; le pouls donnait 70; langue large, humide, sans rougeurs; ni toux ni douleur de côté; la matité a disparu; l'auscultation ne donne plus qu'une légère obscurité du murmure respiratoire, là où la veille on entendait du râle crépitant. Le sang tiré de la veille présentait une couenne épaisse, et les urines offraient un dépôt sédimenteux assez abondant. Je crus avoir *jugulé* une pneumonie, et je me retirai en prescrivant des boissons adoucissantes et un régime très-léger.

2e jour, 2e visite. — Mais, vers onze heures du matin, on vient me chercher en me disant que la malade se trouvait encore plus mal que le premier jour. Comme la veille, elle avait éprouvé, vers dix heures, un second frisson suivi des mêmes accidents : fièvre, soif, point pleurétique, toux, crachats sanguinolents. La matité a reparu, ainsi que le râle crépitant. Le pouls est mou, facilement dépressible.

2e jour, 3e visite. — Vers cinq heures du soir, la malade est dans la sueur. Elle avait déjà changé deux fois de chemise, et disait éprouver une grande amélioration. Cette sueur et ce soulagement me parurent confirmer l'opinion que je m'étais faite le matin sur l'existence d'une maladie intermittente, et je remis au lendemain à employer la quinine.

3e jour. — Sept heures du matin. La malade a passé une bonne nuit; elle est sans fièvre, sans toux ni douleur. Je donne 50 centigrammes de sulfate de quinine, et une décoction de petite centaurée. Ce jour-là, l'accès, au lieu de commencer, comme les jours précédents, dès onze heures du matin, ne parut qu'à quatre heures de l'après-midi. Le frisson fut peu marqué, la fièvre moins forte, le point de côté presque nul, la toux moins intense, et les crachats à peine sanguinolents.

A sept heures du soir, l'accès se termine par une légère transpiration. Elle prend 60 centigrammes de sulfate de quinine.

4e jour.— Apyrexie complète ; et à partir de ce jour, rien n'a plus reparu.

Obs. V. — Rouxeau (1). — *Type quotidien.* — Un jeune homme de 19 ans, après deux simples accès de fièvre intermittente, en a un troisième avec oppression, toux, crachats rouillés, râle crépitant et douleur thoracique. Le lendemain tout a disparu. A midi, retour d'un accès avec les mêmes symptômes, mais plus violents. Une saignée est pratiquée. Avec la fièvre cessent le râle crépitant, la toux, l'expectoration, en un mot tous les symptômes pneumoniques. Le sulfate de quinine est prescrit ; on le donne trop tard, et il survient un nouvel accès plus grave encore que les précédents : la matité est plus prononcée ; le souffle bronchique, le râle crépitant et la bronchophonie sont évidents ; néanmoins, l'accès cessa ; mais les phénomènes stéthoscopiques de la pneumonie ne s'évanouissent pas, et le tartre stibié devient nécessaire.

Trois phases successives des trois états morbides distincts, dit le professeur Élie Gintrac (2), peuvent être constatées dans ce fait pathologique :

1o Une fièvre intermittente ordinaire ;

2o Une fièvre et une pneumonie marchant ensemble sous le type intermittent quotidien ;

3o Une pneumonie sans accès fébrile.

C'est dans la deuxième période que la maladie constituait une fièvre pernicieuse. Sans le sulfate de quinine, un autre accès devenait mortel.

Obs. VI. — Saillard (3). — *Type tierce.* — 1er jour (précédé

(1) Rouxeau, *Journal de la Société académique de la Loire-Inférieure*, p. 168.

(2) E. Gintrac, *Cours de pathologie interne*, t. III, p. 808.

(3) Saillard, *Des fièvres pernicieuses pneumoniques*, thèses de Paris, 1860, n. 160, 1re observation.

d'un jour de courbature et d'embarras gastrique). — Fievre très-intense, pouls à 96, assez développé, dépressible; respiration anxieuse, 36 inspirations par minute, et invasion d'une pneumonie bien caractérisée par tous les symptômes généraux et locaux. On croyait à une pneumonie franche.

2e jour, matin. — Disparition complète de tous les symptômes locaux de la pneumonie (râle crépitant, crachats rouillés, douleur thoracique, dyspnée), ainsi que de la fièvre.

3e jour, matin. — Le malade est parfaitement; mais, vers une heure de l'après-midi, les symptômes de l'avant-veille se renouvellent avec une intensité plus grande : frisson violent, douleur aiguë du côté gauche; encore des crachats rouillés, puis *souffle bronchique*, bronchophonie; autour de ce point, râles crépitants. On donne 1 gramme 50 centigrammes de sulfate de quinine. La rate, palpée et percutée, ne semble pas avoir augmenté de volume; pas de douleur à ce niveau.

Cet accès dure jusqu'à onze heures du soir et se termine par une sueur abondante. On lui donne encore 1 gr. 50 de sulfate de quinine.

4e jour. — Le calme est revenu; pas d'oppression, toux rare, plus d'expectoration colorée. Nous constatons quelques râles crépitants assez rares, mais plus de souffle tubaire, plus de bronchophonie, plus de matité manifeste, plus de réaction; pouls à 80, 20 respirations; peau fraîche. On redonne 1 gr. 50 de sulfate de quinine. La journée se passe très-bien.

6e jour. — Continuation de l'amélioration, qui se continue tous les jours suivants, et le malade sortit quelques jours après complètement guéri.

Obs. VII. — Laennec (1). — *Type tierce.* — 1er jour. Un homme de 35 ans est atteint d'un accès de fièvre. — 2e jour, apyrexie. — 3e jour. Premier jour de l'invasion des symptômes pneumoniques; troisième accès, mais cette fois-ci le frisson est plus fort, céphalalgie violente, dyspnée extrême et hémoptysie;

(1) *Revue médicale*, 1825, t. IV, p. 370. (Compte-rendu de la clinique de Laennec pendant le 2e semestre de 1825.)

râle crépitant très-marqué des deux côtés, mais principalement à droite.

Laennec ne balance pas et admet l'existence d'une pneumonie double commençante ; il prescrit tartre stibié 6 grains; puis, en raison des deux accès de fièvre antérieure, il y associe 18 grains de sulfate de quinine en trois prises.

Le lendemain, 2e jour après l'invasion de la pneumonie, le malade se trouvait assez bien pour se croire guéri. Mais, comme le râle crépitant n'avait pas entièrement disparu après la cessation de la fièvre, on continua les deux moyens.

3e jour. — Nouvel accès fébrile, mais très-court; on entend encore le râle crépitant, et l'hémoptysie reparaît; mais, à peine la fièvre a-t-elle cessé, que tout rentre dans l'ordre.

4e jour. — La respiration est devenue pure et naturelle; on continue le sulfate de quinine par précaution; le malade est entièrement guéri.

Obs. VIII. — Dr Delourmel (1). — *Type quotidien.* — « Un malade m'a offert, à deux reprises différentes, pendant l'accès d'une fièvre quotidienne, les symptômes suivants : matité avec douleur sourde au côté droit, augmentant pendant les inspirations, et expectoration de matières sanguinolentes; symptômes qui disparaissent avec l'accès, excepté la matité qui persistait, mais à un moindre degré. »

Obs. IX. — Dr Constant (2). — *Type quotidien.* — 1er jour. — La femme G., d'une constitution assez faible, au teint jaunâtre et décoloré par son séjour habituel dans un pays de fièvre, me raconte que la veille, à cinq heures du soir, elle a été prise subitement d'un frisson qui l'a fait trembler quatre heures durant, et pendant lequel sont apparues une douleur de tête et une douleur de côté très-vives. Il est huit heures du matin; je constate l'état suivant : figure anxieuse, peu colorée, mais

(1) *Archives générales de médecine,* avril 1829, p. 525.

(2) *Bulletin de thérapeutique,* t. XLII, p. 481 et suiv., thèse de Saillard, 3e observation.

ruisselante de sueur; peau chaude et moite sur tout le corps; pouls à 104, mou et très-dépressible; toux sèche et fréquente; respiration précipitée, courte, considérablement gênée par une violente douleur de côté, à droite. *Langue sèche, râle sous-crépitant dans tout le côté postérieur de la poitrine, souffle tubaire* dans la fosse sous-épineuse, mais dans une étendue très-limitée. Les antécédents, la physionomie générale de l'individu, l'état du pouls, le rapide passage de la pneumonie du premier au second degré, la localité, la saison encore chaude, l'année, qui fut particulièrement abondante en fièvres intermittentes, me firent voir immédiatement que j'avais affaire à une pneumonie intermittente. Je prescrivis sans retard 1 gramme 50 de sulfate de quinine, afin de prévenir l'accès qui devait probablement revenir à cinq heures du soir. Sinapismes aux extrémités, et un grand vésicatoire volant *loco dolenti.*

Soir. — A six heures, je revois la malade; elle n'a pas eu d'accès; la physionomie, ouverte et souriante, n'est pas reconnaissable; le pouls est à 80, la douleur de côté est presque nulle, la respiration naturelle; *le souffle tubaire a disparu*, mais le râle crépitant existe toujours.

3e jour. — Le lendemain matin, je reviens auprès de la malade: elle a passé une bonne nuit; l'accès a manqué; quelques râles sous-crépitants, mais rares; pas de céphalalgie, respiration normale. Par prudence, le sulfate de quinine fut continué, et la femme G. se levait deux jours après et pouvait reprendre ses travaux.

Obs. X. — Saillard (1). — *Type tierce.* — Les deux premiers jours, fièvre avec faiblesse très-marquée, mais l'attention n'est pas attirée vers la poitrine. Pouls faible, bat 94 fois.

3e jour, matin. — La malade a éprouvé un violent frisson la nuit précédente; elle est agitée, la face rouge, la fièvre est augmentée, et tous les symptômes d'une pneumonie gauche du sommet sont manifestes: souffle bronchique, pouls à 112, faible et très-dépressible.

(1) *Loco citato*, 2e observation.

4e jour. — La plupart des symptômes ont disparu ; plus de douleur thoracique, plus de toux, plus d'expectoration, plus de matité anormale ; à l'auscultation on trouve seulement quelques râles humides, et le professeur Bonamy les considère comme des râles crépitants de retour; plus de trace du souffle bronchique de la veille, ni de bronchophonie ; 78 pulsations. On donne 1 gramme 20 de sulfate de quinine.

Soir. — Même état, on ne perçoit plus aucun râle.

5e jour. — Malgré le sulfate de quinine, nouvel accès, mais beaucoup plus faible. Cependant, on voit reparaître avec la fièvre des symptômes pneumoniques, toux, expectoration de crachats safranés, douleur thoracique, râles crépitants, souffle bronchique. A la suite de cet accès qui dura jusqu'à environ midi, la malade est prise d'une abondante diaphorèse. Sulfate de quinine 1 gramme 50.

6e jour. — Plus de fièvre, calme parfait. Les symptômes locaux de la pneumonie ont diminué, mais persistent cependant. Sulfate de quinine 1 gramme 50.

7e jour. — Cessation absolue de la fièvre et des symptômes locaux de la pneumonie ; rien à la percussion ni à l'auscultation. A partir de ce jour, rien ne reparaît. Guérison complète.

Obs. XI. — Dr Grégoire (1).

Obs. XII. — Dr Maillot (2).

Je n'ai pu me procurer les recueils où se trouvent consignées ces deux observations ; mais le professeur Grisolle, qui les a lues, affirme que, dans ces deux observations, les signes locaux de la pneumonie ont complètement disparu pendant l'apyrexie, et il n'hésite pas à les ranger parmi les cas de fièvre pernicieuse pneumonique franchement intermittente.

Je ne crois pas devoir faire figurer ici les observations du Dr Blaud, de Baucaire (*Revue médicale*, 1832, t. III, p. 7),

(1) Grégoire, *Mémorial des hôpitaux du Midi*, année 1829.

(2) *Traité des fièvres intermittentes*, par le Dr Maillot, 1836, observ. XXIV, p. 126.

ni celle du Dr Puntous (*Revue médicale*, t. III, p. 55), et du Dr Corbin (*Gazette médicale*, 1842, p. 426), car, après les avoir lues attentivement, il m'est impossible de partager l'opinion du Dr Saillard, qui les cite, dans son mémoire, comme des exemples très-remarquables de fièvre intermittente pneumonique.

Observations du Dr de Robert de Latour. — Dans une série d'articles publiés dans l'*Union médicale* de Paris (1), le Dr Robert de Latour a cité de nombreux exemples de pneumonies secondaires, symptomatiques de fièvres pernicieuses, subordination prouvée par la disparition des signes et symptômes de la pneumonie en même temps que de la fièvre, après l'emploi du sulfate de quinine. Ces observations ont une certaine valeur à ce dernier point de vue; mais comme l'auteur n'indique pas avec exactitude et précision l'évolution, jour par jour, de la maladie, ces observations ne peuvent me servir pour les comparer à celles citées plus haut; on y trouve même si peu de précision que, pour un certain nombre de ces observations, on se demande s'il ne s'agirait pas plutôt de fièvres intermittentes compliquées de pneumonie, et réciproquement.

Comme je l'ai dit plus haut, le Dr Léon Colin, dans son *Traité des fièvres intermittentes*, nie l'existence de la fièvre pernicieuse pneumonique; Grisolle, au contraire, admet cette forme, et le Dr Saillard admet l'existence d'une inflammation intermittente du parenchyme pulmonaire. Il y a donc deux questions à examiner, en prenant pour base les douze observations qui précèdent.

I. — *Il existe une forme de fièvre pernicieuse pneumonique.*

Les faits sur lesquels on s'appuie pour établir l'existence de cette forme de fièvre pernicieuse, sont, suivant moi, très-probants, et l'on s'étonne de la voir niée par Rayer et par les au-

(1) *Union médicale de Paris*, année 1862, numéros des 13 et 15 février; année 1864, numéros des 22 et 24 septembre; année 1866, numéros 29, 32 et 35.

teurs du *Compendium ;* par contre, elle est admise par Graves, Dubois (d'Amiens), Trousseau, E. Gintrac, Grisolle, Jaccoud, et la plupart des cliniciens. Aussi ne serait-il pas nécessaire d'insister sur l'existence de cette maladie, si elle n'avait été niée tout récemment dans l'ouvrage du Dr Colin, dont la compétence en pareille matière est incontestable, puisqu'il a pu observer, pendant un séjour de six années en Algérie et dans la campagne romaine, les diverses formes de la fièvre intermittente.

Je ne puis m'empêcher de faire remarquer tout d'abord que la manière de procéder du Dr Colin nous offre un exemple des inconvénients de l'esprit de système introduit dans les sciences. Le savant professeur commence par établir une conception d'ensemble et une classification des fièvres pernicieuses fondée sur la double base de l'intensité plus ou moins grande de la cause toxique, et des symptômes réactionnels chez le sujet atteint, d'après les observations des médecins qui ont exercé dans les pays chauds ; et comme la fièvre intermittente pneumonique ne trouve pas place dans cette conception générale, il en nie formellement l'existence, sans tenir compte des faits publiés par les autres médecins.

« Quant aux fièvres pernicieuses pneumoniques, dit-il (1), nous sommes loin de nier la fréquence et le caractère extrêmement redoutable d'accidents pulmonaires survenant chez les fiévreux ; mais on verra plus loin que la plupart des faits décrits sous le nom de fièvres pernicieuses pneumoniques ne sont autre chose que des pneumonies d'une gravité extrême et d'une marche rapide, comparables par leurs symptômes à celles qui atteignent les scorbutiques et les ivrognes. »

Après cette affirmation, on s'attend à voir l'auteur, dans le chapitre auquel il renvoie le lecteur, soumettre à une analyse minutieuse tous les cas de fièvre pernicieuse pneumonique, et montrer pourquoi ils ne méritent pas cette dénomination. Mais il n'en est rien ; l'auteur se borne à dire que Grisolle a eu le tort d'admettre cette affection sur la foi de deux observateurs éminents, à la vérité, mais qui ne peuvent être considérés comme

(1) *Loco citato*, p. 206.

des autorités en pareille matière : d'une part, Morton, qui vivait à une époque où les signes physiques de la pneumonie étaient ignorés; d'autre part, Laennec, qui a fondé la base de cette séméiologie, mais qui n'a pas observé dans les pays à fièvres.

Or, en lisant les pages que Grisolle a consacrées à cette maladie dans son *Traité de la pneumonie*, on s'aperçoit que ce reproche que lui adresse M. Colin n'est fondé sur rien, et qu'au contraire, Grisolle refuse d'admettre l'observation de Morton, parce que le diagnostic est incertain, et que l'observation citée par Laennec n'est pas non plus une de celles qu'il considère comme les plus concluantes en faveur de son opinion. Ce n'est donc ni sur la foi de Laennec, ni sur celle de Morton, que Grisolle a admis cette forme de fièvre pernicieuse, mais sur la foi de l'observation clinique, et en tenant un compte sérieux des observations de Cazentre, de Grégoire, de Roche, de Maillot, de Mondière, de Saillard, etc., observations que le Dr Colin n'a pas jugé à propos de citer, et dont il ne tient aucun compte. Nous ne devons donc pas nous laisser arrêter par cette fin de non-recevoir, et nous n'avons qu'à jeter les yeux sur les observations consignées plus haut pour voir combien cette négation est mal fondée.

Dans la première et la deuxième observation, nous voyons une apyrexie complète, constatée par le thermomètre, succéder à deux accès de fièvre intense accompagnée de tous les signes physiques du premier degré de la pneumonie, et, en même temps que la fièvre, ces signes disparaître entièrement pour se montrer de nouveau avec le retour de la fièvre, et enfin la guérison complète après le deuxième accès, au moyen du sulfate de quinine.

Dans la troisième, nous voyons, le premier jour, tous les symptômes les plus nets d'une pneumonie au premier degré; le deuxième et le troisième jour, cessation de la fièvre et simultanément de tous les signes locaux de la pneumonie ; le quatrième jour, réapparition de la fièvre, et simultanément de tous les symptômes pneumoniques : administration du sulfate de quinine; le cinquième jour, amélioration extraordinaire ; et le sixième jour, guérison.

La subordination des symptômes pneumoniques à l'élément

fièvre n'est-elle pas évidente, et n'est-elle pas rendue plus évidente encore par le succès immédiat de la médication quinique ?

N'en est-il pas de même dans la quatrième observation, dans laquelle, après une journée de fièvre intense accompagnée de râles crépitants et de crachats rouillés, la chute de la fièvre et la disparition des symptômes pneumoniques fut si rapide et si complète que le Dr Mondière crut avoir *jugulé* une pneumonie par une saignée? Mais le lendemain la fièvre est revenue avec la même intensité, accompagnée des mêmes symptômes locaux; après ce deuxième accès, guérison complète par le sulfate de quinine. N'en est-il pas de même, enfin, pour toutes les autres observations, où nous voyons toujours la guérison survenir brusquement après l'administration du sulfate de quinine, et à une époque si rapprochée du début de la maladie, qu'aucune pneumonie franche n'a jamais offert une marche si rapide?

Je crois que le simple énoncé de ces faits et la simple lecture de ces observations rapprochées les unes des autres suffit amplement à donner raison aux cliniciens qui reconnaissent une forme d'affection pulmonaire subordonnée à l'élément paludéen, et pour conclure, contrairement à l'opinion du professeur Colin, qu'il existe une fièvre intermittente avec détermination pneumonique, de même qu'il existe une forme de fièvre pernicieuse hépatique, cardialgique, délirante, comateuse; ce qui ne préjuge en rien la seconde question, qui est celle-ci :

II. — *Existe-t-il une pneumonie intermittente ?*

En un mot, ces désordres pulmonaires dont nous venons de parler constituent-ils des inflammations, et méritent-ils le nom de pneumonies?

C'est sur cette partie du sujet que règne surtout la confusion, et qu'il est nécessaire d'avoir sous les yeux tous les faits qui servent de base à la discussion. Laennec admet cette marche intermittente de l'inflammation. Le Dr Saillard, qui a fait une bonne thèse sur ce sujet, n'hésite pas à conclure à l'existence d'une véritable pneumonie intermittente. Le Dr Constant conclut de même; Grisolle l'admet aussi dans son *Traité de la pneumonie*. D'autre part, les auteurs du *Compendium* (article *Intermittence*, p. 340), Andral, dans son cours de *Pathologie générale*, Hardy et Béhier (1), Jaccoud, dans ses annotations à la clinique de Graves (2), se refusent à voir dans ces faits pathologiques une *pneumonie intermittente*.

Il me semble que tous ces auteurs ont un tort commun, c'est d'avoir voulu trancher d'une façon absolue une question sur laquelle ni les faits, ni l'état de nos connaissances théoriques en physiologie pathologique, ne permettent d'établir une conclusion définitive. En effet, les objections des adversaires de l'inflammation intermittente se réduisent toutes à celle-ci, qui est de Jaccoud : « Le caractère anatomique de l'inflammation est l'exsudat, et ce dernier, une fois formé, ne peut disparaître qu'au bout d'un temps plus ou moins long pendant lequel il est préparé à l'absorption ; en conséquence, aussi longtemps que, dans une fièvre intermittente pneumonique, les symptômes pulmonaires disparaissent complètement pendant l'apyrexie, on ne doit admettre qu'une congestion pulmonaire, et non point une inflammation légitime. » Or, pour que cette objection théorique fût sans réplique, il faudrait que la théorie physiologico-pathologique de l'inflammation fût fondée sur des bases inébranlables, et qu'il n'y eût pas plusieurs écoles divergentes; et nous savons précisément qu'il n'en est pas ainsi, et que rien n'est établi d'une manière définitive.

D'un autre côté, les partisans de l'inflammation intermittente, qui prétendent s'appuyer non sur des théories, mais sur les faits, ont le tort de fonder leurs conclusions non pas sur l'ensemble de ces faits, mais sur un ou deux faits isolés et même discutables. En lisant les articles de Grisolle et de Saillard, on voit, en effet, que le principal argument qu'ils invoquent en faveur de leur opinion, c'est la constatation du souffle bronchique et des autres signes du second degré de la pneumonie, disparaissant pendant l'apyrexie et réapparaissant avec l'accès

(1) *Clinique de Graves*, t. I, p. 471-72, note du traducteur.

(2) *Pathologie interne* de Béhier et Hardy, t. II, 2e partie, p. 830.

fébrile. Mais, si nous jetons les yeux sur ces observations, nous voyons que, sur douze observations, il n'y en a qu'une seule, la neuvième, où les signes du second degré aient présenté une intermittence absolue dans leur apparition. Or, en présence d'un fait unique, on ne peut rien conclure, et l'on est toujours en droit d'admettre la possibilité d'une erreur. D'ailleurs, ne serait-il pas plus naturel d'admettre, pour expliquer ce souffle bronchique, l'existence d'un épanchement pleurétique accompagnant la fluxion pulmonaire, épanchement dont la production et la résorption alternatives et rapides seraient beaucoup plus faciles à comprendre, que celle des lésions qui correspondent au second degré de la pneumonie ?

Dans tous les autres cas où les signes stéthoscopiques de la lésion pulmonaire ont complètement disparu pendant l'apyrexie, on ne constate, pendant l'accès, que les signes du premier degré, dyspnée, matité, râles crépitants, crachats sanglants ; or, quel est l'état anatomique qui correspond à ces symptômes ? C'est la fluxion pulmonaire avec transudation œdémateuse. Maintenant, cette congestion doit-elle être considérée comme le premier degré de l'inflammation, ainsi que le veulent Laennec, Grisolle et Saillard ; ou bien, comme le veulent la plupart des autres cliniciens, faut-il n'y voir qu'une fluxion simple, comme celle qui survient à la face à la suite des névralgies ou de la carie dentaire, ou mieux encore, comme celle qui précède certaines formes d'apoplexie pulmonaire ? C'est ce qu'il est difficile de juger, car la distance qui sépare la fluxion de l'inflammation est plus ou moins grande, selon qu'on admet, avec l'école allemande et avec le professeur Vulpian, que, dans l'inflammation, le trouble de la nutrition des tissus est primitif, ou, avec Ch. Robin, que les troubles vasculaires sont primitifs et les troubles dans la nutrition consécutifs. Mais qui décidera entre ces deux théories opposées ? De nouvelles expériences et l'avenir. Il faut donc, pour ne pas dépasser la limite des déductions rigoureuses, se borner à constater l'existence d'une *fluxion pulmonaire intermittente,* et laisser ouverte la question de savoir s'il y a ou non des inflammations intermittentes, puisque l'état actuel de la science ne permet pas de la résoudre définitivement.

Signes diagnostiques de la fièvre pernicieuse pneumonique.

S'il est une maladie dans laquelle le médecin soit l'arbitre de la vie et de la mort, c'est sans contredit la fièvre pernicieuse. Dans aucun cas, le danger n'est aussi immédiat et la perte aussi certaine si le médecin met la moindre hésitation à reconnaître la maladie, le moindre retard à lui opposer une médication puissante. Cruveilher cite le fait d'un médecin qui vit son père mourir entre ses mains d'une fièvre pernicieuse pneumonique qu'il avait méconnue. Le grand chirurgien Lisfranc est mort, d'après Bricheteau, d'une fièvre pernicieuse méconnue. Aujourd'hui, sans doute, grâce aux progrès de la séméiologie, on est beaucoup plus en garde contre cette marche insidieuse des affections pernicieuses, et les erreurs funestes de diagnostic sont devenues beaucoup plus rares qu'autrefois. Néanmoins il reste encore malheureusement trop de place à la surprise ; aussi est-on prêt à saisir avec avidité le moindre moyen propre à faciliter le diagnostic précoce de la perniciosité. Aussi, il y a quelques années, lorsque le Dr Robert de Latour vint formuler sa prétendue loi pathologique, on l'écouta d'abord avec intérêt, mais la désillusion fut grande pour ceux qui s'étaient laissé entraîner par ses affirmations hardies. Voici cette loi : « La fièvre symptomatique d'une inflammation ne se traduit que par une ascension modérée de la température organique, ascension qui ne dépasse jamais 39 degrés centigrades. Il n'appartient qu'aux fièvres essentielles, affections dont l'élément se rencontre dans la contamination du sang, de s'exprimer par les degrés les plus élevés que puisse atteindre la chaleur humaine, 40 et 41 degrés. » Or, comme l'auteur comprend la fièvre pernicieuse sous cette dénomination de fièvres essentielles, si cette loi était l'expression exacte de la vérité, on aurait là un moyen précis et rigoureux de distinguer dès le premier accès une fièvre pernicieuse pneumonique d'une pneumonie véritable. Soit, par exemple, une fièvre intense accompagnée de dyspnée, de râles crépitants dans la poitrine, de crachats rouillés ; vous appliquez le thermomètre dans l'aisselle du malade, et s'il marque plus de 39 degrés, surtout s'il marque 40 degrés, vous pouvez affirmer qu'il ne s'agit pas d'une pneumonie franche, mais d'une fièvre pernicieuse pneumonique : vous n'avez qu'à administrer sans retard une forte dose de sulfate de quinine, et votre malade est sauvé. Telle serait la conséquence heureuse de cette loi, si elle était vraie ; mais malheureusement l'observation de tous les jours est venue en démontrer l'inexactitude ; tous les médecins qui se sont livrés aux recherches thermographiques ont rencontré à chaque instant des pneumonies franches dans lesquelles la température dépassait 39 degrés, c'est même la règle. Malgré la foi robuste de son auteur, qui affirme que « son dogme sera un jour inscrit dans la pathologie comme loi fondamentale », ce dogme est tombé comme tous les autres devant l'observation rigoureuse et l'impartiale constatation de la réalité.

Le Dr Saillard considère comme ayant une grande valeur diagnostique les caractères du pouls. « Tandis que dans la pneumonie franche, dit-il, on trouve le pouls ample, plein, résistant, dur, il est au contraire petit, ondulant, mou, dépressible, dans la fièvre pernicieuse pneumonique. » Je crois qu'il a exagéré l'importance de ce signe, car nous ne le trouvons pas noté dans la majeure partie des observations ; et dans les deux observations qui me sont personnelles, il manque complètement, et le pouls y est au contraire plein et résistant. Il ne faut donc pas se fier à ce caractère. On ne doit pas non plus, je crois, ajouter beaucoup d'importance, comme signes différentiels, et comme devant faire soupçonner un accès pernicieux, à l'altération des traits, à la disproportion entre les symptômes généraux et les signes locaux de la fluxion pulmonaire, caractères auxquels le Dr Saillard accorde une trop grande valeur. Dans beaucoup de cas, en effet, nous voyons la maladie débuter absolument comme la pneumonie franche, et rien ne fait soupçonner la perniciosité qui apparaîtra plus tard.

Il y a même un signe diagnostic qu'au premier abord on s'attendrait à rencontrer ici, et qui cependant fait défaut : c'est la tuméfaction de la rate. Il est remarquable, en effet, que, tandis que, dans les autres formes de la fièvre pernicieuse, la congestion splénique et la sensibilité de la région sont constantes, dans la pernicieuse pueumonique elle n'a été signalée dans aucune des observations que nous avons citées; au contraire, toutes celles qui indiquent l'état de la rate constatent l'absence de gonflement et de douleur.

Saillard, pour expliquer l'absence de la tuméfaction de la rate, a émis une hypothèse qui nous semble séduisante.

« Dans les fièvres intermittentes ordinaires, la congestion se fait dans la rate, et le sang distend cet organe outre mesure, et peut même en produire la rupture. Si la congestion se fait sur le cerveau et ses membranes, par exemple, comme dans les fièvres pernicieuses comateuses et délirantes, on trouve à l'autopsic les vaisseaux gorgés de sang, il y a donc un afflux vers cette partie; mais la quantité de sang qui a pu se loger et distendre les vaisseaux cérébraux et méningiens est trop peu considérable pour empêcher que le *diverticulum* ne soit obligé de suppléer à leur insuffisance, et alors on conçoit l'intumescence de la rate en même temps que cette forme de fièvre. Mais, au contraire, si nous considérons ce qui doit se passer dans le poumon, cet organe parenchymateux si riche en vaisseaux pouvant recevoir dans son immense réseau une quantité énorme de sang, ne conçoit-on pas alors que la fluxion se produise seulement sur cet organe à l'exclusion de la rate, et que, en vertu d'une disposition que nous ne connaissons pas, ce qui constitue la règle trouve dans ce fait son exception? »

Nous trouvons que cette hypothèse est ingénieuse, et c'est pour cela que nous l'avons reproduite, bien qu'elle soit ici un hors-d'œuvre.

On remarque encore, au point de vue du diagnostic, que, dans la plupart des observations citées, les accès ont offert une certaine régularité dans les stades, et presque tous se sont terminés par des sueurs abondantes, comme cela a lieu dans la fièvre intermittente ordinaire.

En résumé, les signes qui permettent de différencier dès le début une pneumonie commençante d'une fièvre pernicieuse avec fluxion pulmonaire, ne sont pas assez précis pour qu'on puisse s'y confier.

Il n'y a donc qu'une chose à faire pour éviter de voir périr son malade dans un premier accès de fièvre pernicieuse, c'est d'employer le thermomètre dans tous les cas de fièvre intense, et, s'il y a le moindre indice de perniciosité et que la température dépasse 39°,5, d'administrer sans retard 2 grammes de sulfate de quinine. Si la fièvre était le début d'un accès pernicieux, on lui aura sauvé la vie; si au contraire elle était symptomatique d'une pneumonie ou de toute autre affection grave, on n'aura nullement aggravé, si même on n'a pas amélioré la situation du malade.

II

COURBES THERMOGRAPHIQUES DE PNEUMONIES

J'ai l'honneur de présenter à la Société de médecine quelques observations de pneumonie franche dans lesquelles il a été tenu compte de la marche de la température par des observations biquotidiennes faites avec exactitude, et dont les courbes thermiques vont être présentées à son examen. Ces observations ont été prises à l'époque où j'exerçais la médecine à Saint-Ciers-Lalande, en 1868 et 1869.

Depuis quelques années, vous le savez, un grand nombre d'observateurs français et étrangers se sont appliqués à introduire dans l'étude de la pathologie et de la clinique les méthodes et les procédés d'observation rigoureuse que les sciences biologiques enviaient depuis longtemps aux sciences inorganiques, et que ce que l'on nomme le *tact médical* ne saurait jamais remplacer.

Ils ont cherché, entre autres choses, à déterminer la marche, l'évolution naturelle d'un certain nombre de maladies aiguës, en isolant, parmi les phénomènes morbides d'un état pathologique complexe, celui ou ceux qui sont susceptibles d'être mesurés avec précision au moyen d'instruments usités dans les sciences physico-chimiques. Telle est la chaleur animale, dont les variations constituent un élément si important dans les états fébriles, variations qui peuvent être exactement mesurées au moyen du thermomètre.

Cette plus grande précision apportée dans les investigations médicales nous fait espérer que l'on arrivera à *graduer* la thérapeutique, et à *mesurer* les maladies, suivant l'expression de M. Lorrain.

Je suis donc profondément convaincu que cette nouvelle direction imprimée aux études cliniques, qui déjà a rendu des services à la science et à la pratique, est appelée à en rendre de bien plus grands encore, surtout si chaque praticien se fait un devoir de publier ses propres observations; et c'est pour ce motif que je n'ai pas voulu négliger de vous communiquer, parmi mes observations de pneumonies, celles qu'au milieu des entraves et des difficultés de la pratique médicale, il m'a été possible de suivre avec une exactitude rigoureuse, par des constatations thermoscopiques faites deux fois par jour. Certainement, six observations de pneumonies, c'est bien peu de chose; mais, si chaque membre d'une société médicale venait apporter de temps à autre son petit contingent, au bout d'une année seulement la science aurait, en réunissant tous ces matériaux accumulés sur les différents points de la France, des milliers d'observations d'où l'on pourrait tirer de grandes lumières.

Cette petite série d'observations tire son intérêt, d'après moi, de deux faits principaux. Le premier, c'est que, dans ces six cas, l'ensemble des signes et des symptômes, quoique ayant atteint plusieurs fois une intensité très-notable, n'a pas atteint cependant ce degré de gravité qui oblige absolument à intervenir par une médication active et par conséquent perturbatrice; il en est résulté qu'ayant pu me borner à l'expectation, j'ai pu suivre pas à pas la marche naturelle de la maladie abandonnée à elle-même, ce qui permet de tirer des conclusions beaucoup plus instructives, car, lorsqu'une médication active a été employée, il est impossible de savoir quelle part il faut attribuer à la médication dans l'évolution du processus et quelle part il faut attribuer à la nature.

Le second intérêt de ces observations consiste précisément en ce que, dans ces six cas, la guérison est survenue sans qu'aucune médication énergique ait été employée, et que la pneumonie, en somme, s'est guérie toute seule.

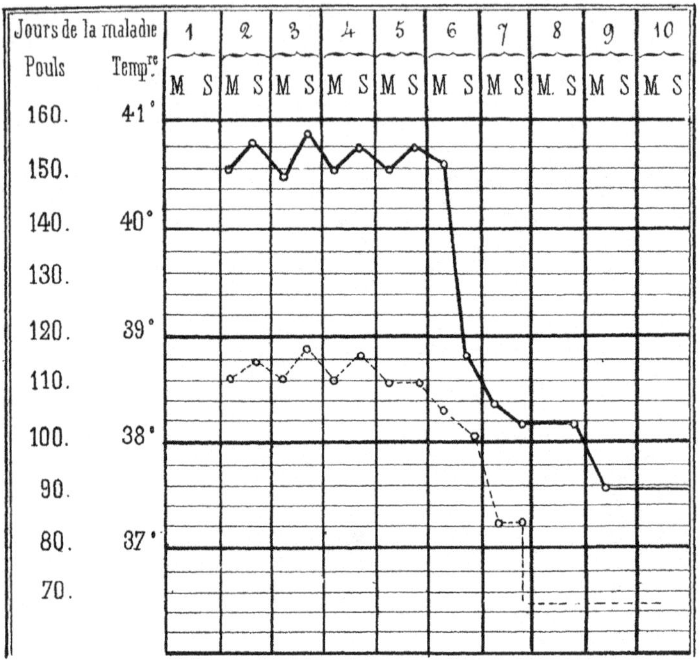

I Pneumonie gauche. — Homme dé 40 ans

1re Obs. — Dubraud, au village des Ferrés, commune de Saint-Ciers-Lalande, est un homme de 40 ans, d'un tempérament lymphatique, qui n'a été atteint, dans le courant de sa vie, d'aucune maladie grave.

Le 23 avril 1868, à neuf heures du matin, je suis appelé auprès de ce malade, qui, la veille, vers trois heures de l'après-midi, avait été saisi, au milieu de son travail, par un frisson intense suivi de fièvre, de gêne dans la respiration, d'une douleur localisée au-dessous du mamelon gauche, d'agitation et d'une nuit d'insomnie.

Au moment où je l'examine, à neuf heures du matin, la respiration est haute, fréquente et pénible ; la douleur sous-mammaire est toujours aussi vive que la veille ; les pommettes sont colorées, surtout la gauche ; la toux, peu fréquente, amène l'expectoration de crachats jaunes, visqueux et adhérents au vase ; dans la moitié inférieure du poumon gauche, en arrière, la sonorité thoracique est considérablement diminuée, mais la matité n'est pas absolue ; dans les mêmes points, l'auscultation fait entendre un râle crépitant fin et très-distinct.

Je place un thermomètre dans l'aisselle du malade, et, au bout d'un quart d'heure, je constate que la température est de 40°,6 ; le pouls bat 112 fois par minute, il est plein, fort, régulier. Cette grande et brusque élévation de la température et l'intensité de la fièvre me font penser à pratiquer une saignée ; je portai ma main sur ma trousse, et j'allais tout faire préparer pour la saignée, lorsque mon attention fut attirée sur le mode de respiration du malade : la respiration était régulière, le nombre des mouvements respiratoires n'était pas exagéré ; en un mot, la dyspnée était modérée. Je pensai alors que l'indication symptomatique, après tout, n'était pas impérieuse, et, réflexion faite, je me décidai à ne pas le saigner, et je prescrivis une potion avec 10 gouttes de teinture de digitale.

Le soir, à six heures, le thermomètre marque 40°,8 ; le pouls est à 115.

Le lendemain matin, à neuf heures, troisième jour de la maladie, la température est redescendue à 40°,5, le pouls à 112, et tous les autres symptomes restent stationnaires, sauf les crachats, qui, de jaunâtres qu'ils étaient la veille, sont devenus rouge-brique. Je continue l'emploi de la teinture de digitale à la dose de 10 gouttes. Le soir, la température est remontée à 40°,9, le pouls à 115, et, à l'auscultation, je perçois, en un point circonscrit, du souffle bonchique, et, tout autour de ce point, quelques râles crépitants. La gêne de la respiration étant toujours contenue dans des limites modérées, je persiste dans ma quasi-expectation. Le matin du quatrième jour, température 40°,6; le pouls est à 113, et le souffle bronchique est devenu plus intense; aucune augmentation dans les autres symptômes. Toujours teinture de digitale 10 gouttes, trois bouillons par jour, et un peu d'eau vineuse sucrée.

Le soir, 40°,7; pouls, 114.

Le cinquième jour est la reproduction exacte du jour précédent.

Le matin du sixième jour, je quittai le malade avec une température de 40°,6; comme les jours précédents, le pouls toujours à 113; le souffle seul a diminué d'intensité; mais quand je revins le soir, huit heures après, la température était descendue à 38°,8, et le pouls à 100; on entend quelques râles crépitants de retour, le souffle persiste, mais très-diminué.

Le matin du septième jour, 38°,2; pouls à 84. Le soir, 38°,2; pouls toujours à 84. Cette température et ce nombre de pulsations se maintiennent pendant tout le huitième jour, matin et soir.

Enfin, le matin du neuvième jour, la température n'est plus que de 37°,6, le pouls est tombé à 70, la dypsnée a complètement disparu, la matité a considérablement diminué, et l'on n'entend plus que quelques râles crépitants. Cet état se maintient le lendemain et les jours suivants, et la guérison arrive rapidement.

2e Obs. — Le 28 avril 1868, à dix heures du matin, j'arrive auprès du nommé Verdon, au village des Ferrés, canton de Saint-Ciers-Lalande. Cet homme, âgé de 35 ans, d'une constitution faible, est enrhumé depuis trois semaines; mais, depuis

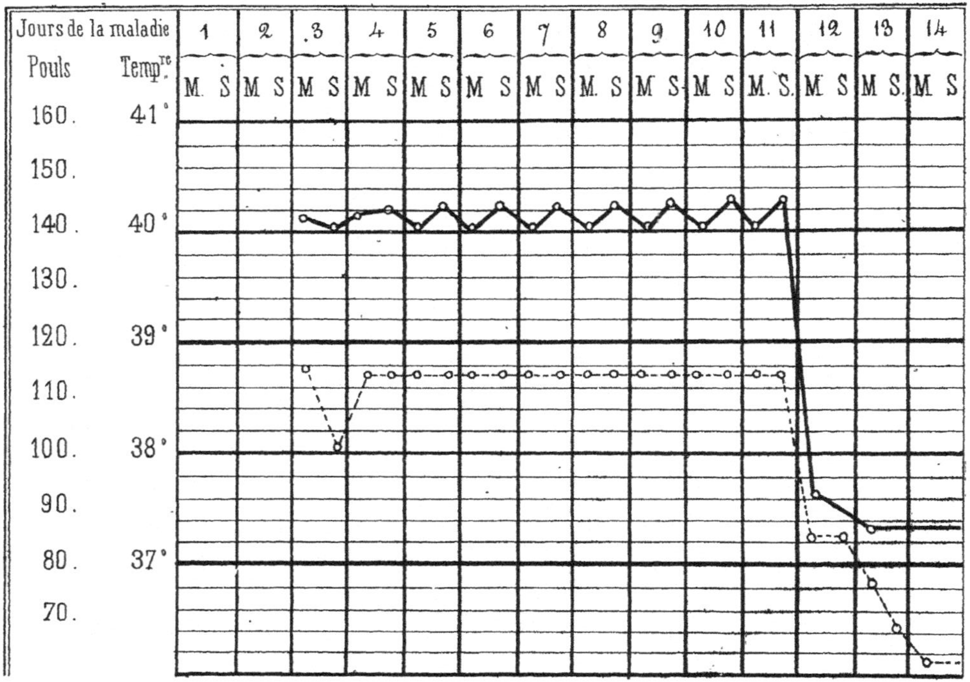

II

Pneumonie gauche. – Homme de 35 ans.

l'avant-veille au matin, il était beaucoup plus souffrant, avait ressenti un violent frisson, une douleur sous le mamelon gauche, une gêne très-notable dans la respiration, et s'était mis au lit pour la première fois.

A mon arrivée, je constate l'existence des mêmes symptômes, plus des crachats striés de sang qu'il me montre sur son mouchoir ; la respiration est haute et anxieuse, la douleur sous-mammaire existe toujours. J'ausculte la poitrine : râle crépitant très-étendu dans la moitié inférieure du poumon gauche, en arrière ; matité dans les mêmes points ; dans la partie supérieure du même côté et dans toute l'étendue du côté droit, on entend quelques râles sibilants. La température est de 40°,1 ; le pouls est à 115.

Nous sommes donc au troisième jour d'une pneumonie franche, venant à la suite d'une bronchite légère. Comme la langue est chargée d'un enduit saburral très-épais, et qu'il y a une douleur à la pression, au niveau de l'estomac, je prescris 5 centigrammes de tartre stibié pour procurer quelques vomissements.

Le soir, à neuf heures, je reviens auprès du malade. Il a vomi quatre fois ; sa douleur à la région épigastrique a presque disparu, la respiration est un peu plus facile, et le thermomètre est descendu à 40 degrés, le pouls à 100; c'est-à-dire qu'au lieu de l'exacerbation vespérale, il y a une diminution de la chaleur, ce que je dois évidemment attribuer à l'action dépressive du vomitif.

Le lendemain matin, quatrième jour de la maladie, la température est remontée à 40°,1, le pouls à 115; les autres symptômes sont les mêmes que la veille au matin. Le soir, mêmes symptômes, un peu de souffle tubaire en un point limité; mais le thermomètre marque 40°,2, le pouls est toujours à 115.

Je prescris une potion avec 5 centigrammes de kermès, non pas pour combattre le processus pneumonique, mais contre la bronchite concomitante.

Les cinquième, sixième, septième, huitième, neuvième, dixième et onzième jours sont la reproduction à peu près exacte du quatrième jour, à l'exception du souffle tubaire, qui remplace définitivement les râles crépitants, et de l'expectoration, qui devient de moins en moins sanguinolente et de plus en plus ressemblante aux crachats de la bronchite ; tous les autres symptômes sont les mêmes : dyspnée assez intense, température, 40°,1 tous les matins, de 40°,2 tous les soirs ; le pouls se maintient invariablement à 115 matin et soir.

Je persévérai, pendant tout ce temps, dans ma thérapeutique expectante vis-à-vis de la pneumonie, car je crois pouvoir qualifier ainsi les 5 centigrammes de kermès que je continuai à prescrire chaque jour contre la bronchite.

Le soir du onzième jour, j'avais donc laissé mon malade avec 40°,2 et le pouls à 115 ; mais le lendemain matin, douzième jour, tous les symptômes s'étaient considérablement amendés : la température n'était plus que de 37°,8, le pouls à 85 ; en un mot, la défervescence était presque achevée. Le lendemain matin, le thermomètre était descendu à 37°,3, le pouls à 62 ; plus de dyspnée, crachats jaunâtres ; la défervescence était complète, et la convalescence commençait. Du côté hépatisé, la matité avait presque entièrement disparu, les râles crépitants de retour peu nombreux, pas de bronchophonie. Je craignais que la complication bronchique, antérieure à la pneumonie, et lui survivant, ne rendît la convalescence très-longue, et je donnai au malade un peu de vin de quinquina ; mais, contrairement à mon attente, la convalescence fut courte, car, huit jours après, la guérison était complète.

3e Obs. — Le 31 mai 1868, je suis appelé auprès du nommé Suire, âgé de 25 ans, d'une excellente constitution, n'ayant jamais eu de maladie sérieuse. Le matin du même jour, il avait été pris d'un frisson prolongé, avec douleurs vagues dans les membres inférieurs, dyspnée légère, pas de toux ni d'expectoration ; ce frisson dura demi-heure, d'après son récit, et fit place à une chaleur intense. Au moment où je l'examine, à cinq heures du soir, il y a de la somnolence, du délire, des soubresauts, la peau est chaude, le pouls est à 122, le thermomètre marque 41°,2. Comme je suis dans un pays palu-

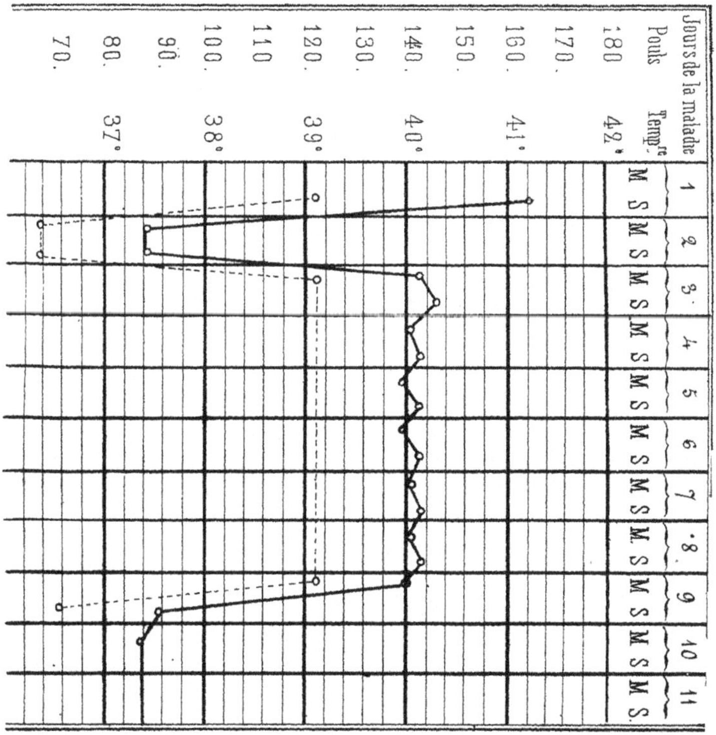

Pneumonie droite, précédée d'un accès de fièvre intermittente.
Homme de 25 ans.

III

déen, je diagnostique un accès de fièvre intermittente pernicieuse, et je prescris 2 grammes de sulfate de quinine à prendre après l'accès. Dans la nuit suivante, en effet, la fièvre était tombée, et le lendemain matin, je constatai que le thermomètre était descendu à 37°,4 et le pouls à 64; le malade acheva, dans la journée, de prendre ses 2 grammes de sulfate de quinine, et, le soir, la température et le pouls étaient toujours à l'état normal, 37°,4 et 64 pulsations. Mais le lendemain matin, troisième jour de la maladie, et malgré la dose énorme de 2 grammes de sulfate de quinine, la fièvre avait reparu, et le thermomètre était remonté, non pas à la température énorme de 41°,2, comme l'avant-veille, mais à 40°,2; le pouls est cependant remonté à 121; enfin, ce qui est ici important, le frisson qui a marqué la reprise de la fièvre n'a point été, comme celui de la veille, un frisson prolongé et multiple, mais un frisson unique et violent, accompagné d'une douleur sous-mammaire à droite, d'une dyspnée intense, d'une toux pénible et de quelques crachats peu abondants. Matité dans la partie inférieure du poumon droit.

Cette invasion brusque d'une pneumonie succédant à un accès de fièvre intermittente, et survenant le jour même où l'accès aurait dû se manifester s'il n'eût pas été coupé par la quinine, ne m'étonna pas beaucoup, car, dans le pays paludéen où j'exerçais, j'avais observé ce fait plusieurs fois; ce qui ne m'étonna pas non plus, ce fut la localisation de cette pneumonie à droite, car, dans les quatre cas que j'avais notés antérieurement de pneumonie précédée d'une fièvre intermittente, la pneumonie siégeait aussi du côté droit. Je signale ce fait, en passant, aux observateurs, sans en tirer, pour le moment, aucune conclusion; et je reviens à mon malade.

Le soir de ce même premier jour de la pneumonie, le thermomètre a monté de 1 dixième de degré, il est à 40°,2; tous les symptômes observés le matin sont plus accentués, la dyspnée surtout.

Je prescris 10 gouttes de teinture de digitale dans de l'eau. Le lendemain, deuxième jour, râles crépitants, un peu de bronchophonie, crachats striés de sang, aucun changement dans les autres symptômes; la température est seulement un peu plus basse : 40 degrés le matin, 40°,1 le soir, et le pouls se maintient matin et soir entre 120 et 122. La même température et le même nombre de pulsations se maintiennent avec une régularité parfaite pendant les troisième, quatrième, cinquième et sixième jours; le souffle bronchique succède au râle crépitant; les crachats jus de pruneau succèdent pendant deux jours aux crachats rouillés, et sont suivis eux-mêmes de crachats puriformes et muco-purulents, à partir du sixième jour. Pendant tout ce temps, quasi-expectation, c'est-à-dire : toujours les 10 gouttes de teinture de digitale, trois bouillons par jour, tisane pectorale, eau vineuse sucrée. Le matin du septième jour, l'état du malade était encore le même; je le quittai ayant toujours ses 40 degrés de température, avec un amendement très-léger dans les autres symptômes. Mais, le soir du même jour, la fièvre est tombée, le thermomètre est redescendu à la température presque normale de 37°,6, le pouls à 72, tous les autres symptômes sont considérablement amendés, et la convalescence commence, pour se terminer, en quelques jours, par une guérison complète.

4e Obs. — Pizani, domicilié à Boisredon, canton de Mirambeau, âgé de 32 ans, d'une constitution faible, atteint, tous les hivers, depuis plusieurs années, de bronchites rebelles, et ayant eu une fièvre typhoïde très-grave trois ans auparavant.

Je suis appelé auprès de ce malade le 20 mars 1869, à huit heures du matin. Vers trois heures du matin, il avait été pris de frissons intenses et prolongés, suivis d'une chaleur intense. La peau, dans le moment où je l'examine, est d'une chaleur presque mordicante; le pouls est à 124, le thermomètre marque 40°,2; pas de douleur sous-mammaire; il tousse assez fréquemment, ce que suffit à expliquer la bronchite dont il est atteint depuis longtemps. Je considère comme probable l'existence d'un premier accès de fièvre intermittente, et je prescris 1 gramme de sulfate de quinine, à prendre quand la fièvre aura cessé. Je reviens le soir, à cinq heures : le malade venait

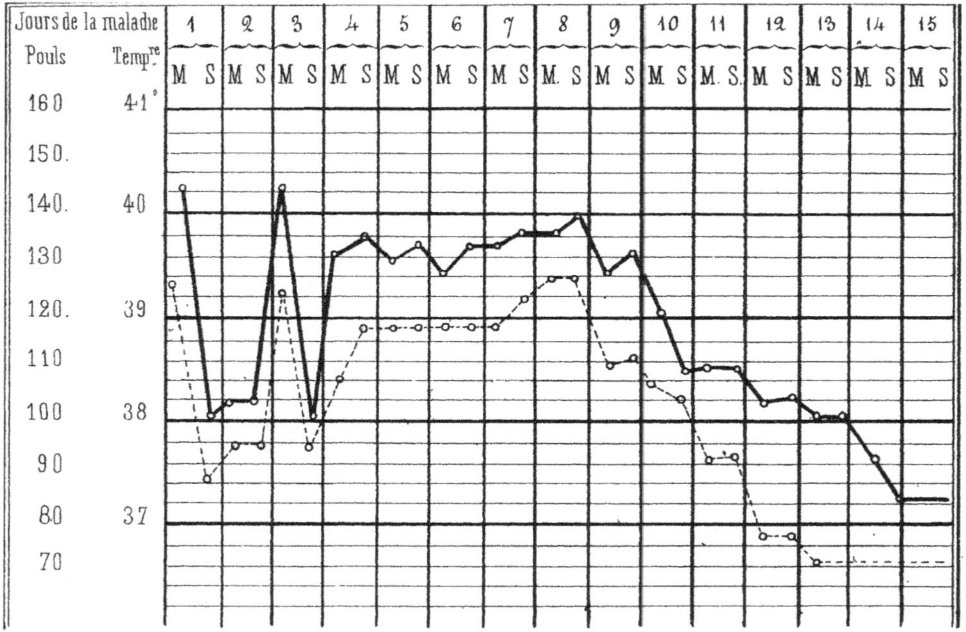

IV

Pneumonie droite, précédée de deux accès de fièvre intermittente.
Homme de 32 ans

de prendre ses deux premières pilules ; la fièvre était tombée depuis onze heures du matin, le pouls était descendu à 90, le thermomètre à 38 degrés ; par conséquent, l'apyrexie n'était pas absolue, ce qu'explique la bronchite concomitante, et je lui fis continuer, néanmoins, son sulfate de quinine. Le lendemain matin, le malade est levé et se considère comme guéri ; il avoue, pourtant, que ses forces ont considérablement diminué ; le thermomètre marque 38°,2, le pouls est à 94, la respiration est absolument libre, pas la moindre dyspnée ; mais, comme à l'auscultation je perçois des deux côtés de la poitrine des râles sibilants, des râles muqueux de la bronchite, je prescris 10 centigrammes de kermès dans une potion.

Le soir, à cinq heures, la situation du malade n'a pas changé. Mais le lendemain matin, à neuf heures, malgré l'emploi du sulfate de quinine, le malade est en pleine fièvre, le thermomètre est remonté au même degré que l'avant-veille, 40°,2, le pouls est remonté à 122 ; du côté de la poitrine, aucun signe stéthoscopique autre que ceux de la bronchite, ni matité, ni râles crépitants, ni souffle, ni dyspnée. Mon diagnostic, fièvre intermittente, est confirmé, et je prescris de nouveau du sulfate de quinine, mais à la dose plus forte de 1 gramme 50 à prendre après ce deuxième accès.

Le soir, à six heures, l'appareil fébrile a presque disparu, le thermomètre est redescendu au même point que l'avant-veille au soir : 38 degrés, et le pouls est à 94. Le malade prend la dose de sulfate de quinine prescrite depuis le matin, et je m'attends, le lendemain, à ne plus voir reparaître la fièvre. Mais le lendemain matin, quatrième jour après le début du premier accès, la fièvre est revenue, précédée par un frisson unique, intense et prolongé ; de plus, la respiration est haute, anxieuse, le malade accuse une douleur notable sous le mamelon droit, et ses crachats sont devenus plus visqueux, plus denses, et vont au fond du vase ; enfin, à la partie inférieure du poumon droit, en arrière et en bas, matité et râles crépitants ; à gauche, aucun de ces phénomènes, mais persistance des râles sibilants ; le thermomètre marque 39°,6, le pouls bat 108 fois par minute : c'est donc l'invasion d'une pneumonie succédant à deux accès de fièvre intermittente tierce, et venant compliquer une bronchite. Je note encore cette coïncidence, déjà signalée dans l'observation précédente, de la localisation de la pneumonie dans le poumon droit avec la précédence de la fièvre intermittente. Je prescris 10 gouttes de teinture de digitale dans une potion. Le soir du même jour, le mouvement fébrile a légèrement augmenté ; le thermomètre marque 39°,7, le pouls est à 118, tous les autres symptômes restent les mêmes. Continuation de la teinture de digitale à dose minime, quatre bouillons par jour. Le lendemain, deuxième jour de la pneumonie, l'état du malade n'a pas varié ; la température, le pouls, la dyspnée, les phénomènes stéthoscopiques se maintiennent au même point ; mais, en considération de l'état de débilité antérieure du sujet et de la faiblesse des battements du cœur, et aussi de l'accès de fièvre intermittente qui a précédé, je prescris de l'extrait de quinquina, à la dose de 3 grammes, à prendre dans la journée.

Le troisième jour, tout se maintient dans le même état, sauf le souffle tubaire, qui succède aux râles crépitants, et la température, qui descend de 3 dixièmes de degré ; mais les râles muqueux et sibilants, du côté opposé à la pneumonie, se manifestant de plus en plus, la débilité du malade, jointe à cette complication bronchique, se représentant de plus en plus à mon esprit, me font craindre que la résolution de l'exsudat pneumonique ne se prolonge au-delà des limites ordinaires, et j'applique deux vésicatoires, l'un à droite, l'autre à gauche, en arrière ; continuation de l'extrait de quinquina.

Le lendemain matin, quatrième jour, la fièvre s'est accrue, et le thermomètre marque 39°,7, et le soir 39°,8. Le cinquième jour, il est toujours à 39°,8 ; mais, le soir, il arrive à 40 degrés, et le pouls à 124. Cet accroissement de la température pendant les deux jours qui suivent l'application des deux vésicatoires, pendant que les autres symptômes ne subissent aucune aggravation, je crois devoir l'attribuer à cette même application de vésicatoires, car, je le répète, rien, pendant ces deux jours, ne survient dans les phénomènes mor-

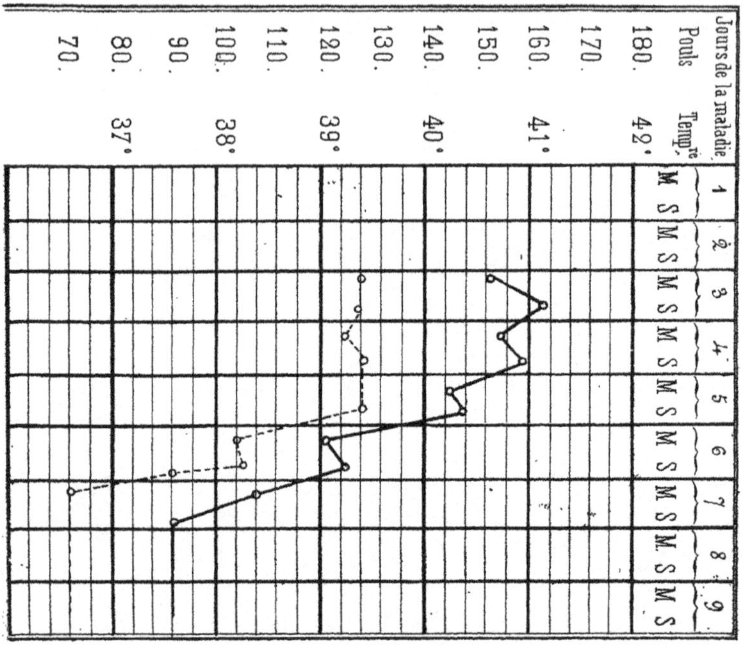

V Pneumonie gauche. – Enfant de 10 ans.

bides, qui puisse l'expliquer : la dyspnée a un peu diminué, l'expectoration est plus facile, le souffle tubaire n'est plus aussi distinct, et la masse compacte du poumon hépatisé commence à se dissocier.

Le matin du sixième jour, en effet, le thermomètre est redescendu à 39°,4, le pouls à 110, et il y a un amendemen- notable de tous les symptômes; le quinquina est continué, ainsi que l'alimentation avec bouillons concentrés; le soir, il y a à peine une légère élévation d'un dixième de degré. Pent dant tout le septième jour, la fièvre continue à baisser rapidement, et le soir de ce septième jour, tous les symptômes sont tombés; la température, toutefois, quoique considérablement abaissée, est encore de 38°,4.

Pendant tout le huitième jour, la température, le pouls et les autres symptômes se maintiennent au même niveau. Le neuvième jour, le thermomètre est descendu à 38°,2 et s'y maintient le soir. Le dixième jour, il est à 38 degrés et s'y maintient encore le soir. Enfin, le onzième jour au matin, il descend à 36°,6, et le soir du même jour, à 37°,2, température normale.

J'ajoute que tous les autres signes et symptômes ont suivi la marche décroissante de la température; qu'à partir du neuvième jour, les râles crépitants de retour ont fait place au souffle tubaire, et qu'enfin la bronchite elle-même a subi une amélioration notable. Les jours suivants, la convalescence se confirme, le malade est de plus en plus alimenté, le quinquina continué sous forme de vin, et la guérison arrive rapidement.

5e Obs. — Le 9 avril 1869, à neuf heures et demie du matin, j'arrive auprès du nommé Bouvet, enfant de 10 ans, aux Allains, canton de Saint-Ciers-Lalande. Ce malade s'est mis au lit l'avant-veille au matin, après avoir ressenti un frisson intense, douleur sous-mammaire du côté gauche, toux, expectoration pénible, crachats striés de sang; aucun traitement ne lui a encore été fait; matité, souffle bronchique et bronchophonie dans la moitié inférieure du poumon gauche en arrière, dyspnée intense; température, 40°,8, pouls à 124, souple, régulier. Je prescris : teinture de digitale, 15 gouttes dans une potion. Le soir, mêmes symptômes; température, 41°,1, pouls à 124.

Le lendemain matin, quatrième jour de la maladie, la dyspnée a un peu diminué, le thermomètre marque 1 dixième de degré de moins que la veille au matin, et 4 dixièmes de degré de moins que la veille au soir : ce léger amendement des symptômes principaux m'engage à ne rien ajouter au traitement, et je continue la teinture de digitale. Le cinquième jour, l'intensité des symptômes continue à décroître; température : le matin, 40°,2; le soir, 40°,4; — continuation de la digitale.

Le matin du sixième jour, la dyspnée a disparu presque complètement; le thermomètre, descendu de 1°,4, ne marque plus que 39 degrés. Enfin, le septième jour au matin, le thermomètre ne marque plus que 38°,4, et le soir il est descendu à 37°,6, température normale; tous les autres symptômes ont subi un amendement très-notable, la matité est peu marquée, les râles crépitants de retour se sont substitués au souffle bronchique, l'expectoration se rapproche de plus en plus de celle de la bronchite. La défervescence est donc survenue rapidement, la convalescence est commencée, et, au bout de peu de jours, la guérison complète est confirmée.

6e Obs. — Le 21 avril 1869, à dix heures du matin, je suis appelé auprès du nommé Latour, homme de 45 ans, d'une constitution faible, habitant au milieu des marais du canton de Saint-Ciers-Lalande.

La veille, vers trois heures de l'après-midi, il avait été pris d'un violent frisson, suivi d'une fièvre intense et d'oppression. Au moment où je l'examine, deuxième jour de la maladie, la dyspnée est modérée, la toux amène l'expectoration de crachats sanguinolents; matité dans la partie inférieure et latérale du poumon gauche, en arrière; râles crépitants dans les mêmes points; le pouls bat à 84 fois, le thermomètre marque 39°,2.

Le soir, mêmes symptômes, mais le pouls est monté à 96,

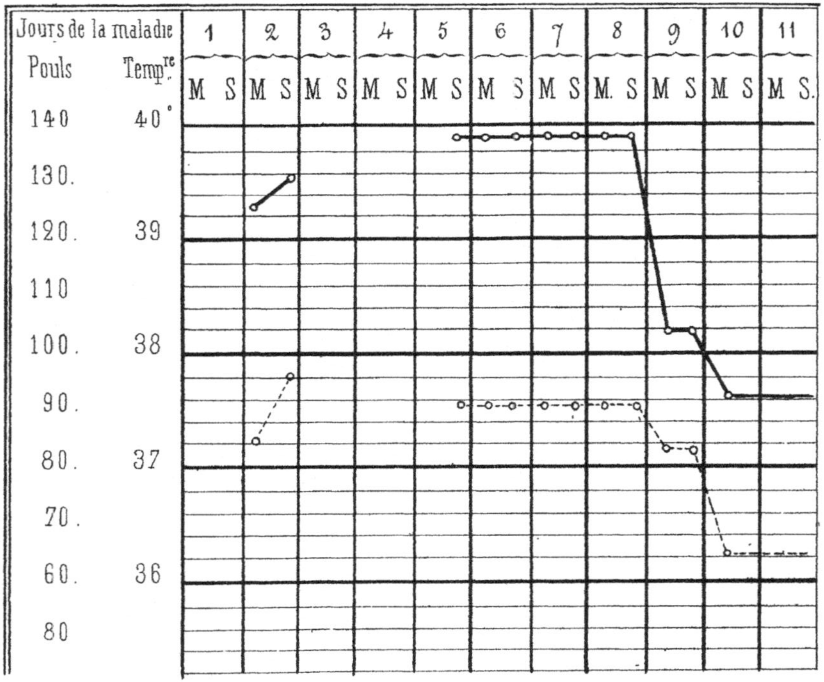

VI Pneumonie gauche. – Homme de 45 ans.

et le thermomètre à 39°,4. Je prescris 10 gouttes de teinture de digitale dans une potion, et trois bouillons par jour. Le lendemain, étant obligé de m'absenter pour plusieurs jours, je fis dire à la famille que je ne pouvais me rendre auprès du malade, les priant d'envoyer chercher un confrère; mais la maladie, suivant l'appréciation du malade, ne s'aggravant pas, et le confrère qu'il fallait aller quérir étant à 18 kilomètres, on jugea à propos d'attendre mon retour; et, quand, après deux jours et demi d'absence, je revins voir mon malade, j'appris que, pendant ces deux jours et demi, il s'était borné à prendre trois bouillons par jour, quelques bols de tisane de guimauve, qu'on lui avait mis, la veille, des sinapismes aux jambes, et qu'il n'avait même pas continué l'emploi de la potion de digitale. Nous étions au cinquième jour, neuf heures du matin; l'ensemble des symptômes était resté à peu près au même point que le jour où je le quittai; le souffle tubaire avait succédé aux râles crépitants, le thermomètre marquait seulement 4 dixièmes de degré de plus que le soir où je le quittai, le pouls ne dépasse pas 90 pulsations; la dyspnée est contenue dans des limites modérées, et, malgré ces cinq jours de fièvre, le malade ne ressent pas une prostration trop grande et supporte assez bien sa pneumonie. Cet ensemble de symptômes, y compris la température et le pouls, reste absolument invariable pendant les trois jours qui suivent, matin et soir. Le soir du huitième jour, je quittai donc le malade avec une température de 39°,9, et le pouls à 90. Mais le lendemain matin, neuvième jour, la défervescence était survenue; amendement général de tous les symptômes; le thermomètre était descendu à 38°,1, et le pouls à 82; le soir, la température se maintient à 38 degrés, la matité a diminué notablement, le souffle tubaire a disparu.

Enfin, le matin du dixième jour, la défervescence est achevée, le thermomètre est descendu à 37°,6, température normale, le pouls bat 62 fois seulement. La convalescence s'achève en quelques jours, et le malade guérit complètement, sans avoir été soumis à aucune espèce de médication active.

CONCLUSIONS

Pour tirer de ces observations l'enseignement qu'elles contiennent, il faut comparer l'évolution du cycle thermique qu'elles ont parcouru, avec le cycle thermique ordinaire de la pneumonie, et, dans cette comparaison, il y a à considérer la période d'ascension, la période d'état, et la période de déclin.

1° Relativement à la mesure de ces trois périodes, je remarque que, dans deux cas (le troisième et le quatrième), j'ai pu examiner le malade quelques heures après l'invasion de la maladie, marquée par un frisson subit; que, dans le premier de ces deux cas, la température a atteint, dès le premier jour, le maximum de 40°,2, qu'elle n'a jamais dépassé dans le courant de la maladie; et que, dans le deuxième de ces cas (quatrième observation), la période ascensionnelle a eu, au contraire, une durée très-longue; la température, qui est de 39°,6 le premier jour, quelques heures après l'invasion, va toujours en augmentant jusqu'au cinquième jour, où elle atteint 41 degrés, pour retomber, dès le lendemain matin, de 3 dixièmes de degré, et pour éprouver une décroissance rapide qui la conduit en trois jours à la température normale. En sorte que, tandis que, dans le premier de ces deux cas, la période ascensionnelle n'a eu qu'une existence si courte, que la durée en est à peine appréciable, la période d'acmé ayant eu, par contre, une durée fort longue de cinq jours; dans le second de ces deux cas, au contraire, la période ascensionnelle a eu une durée énorme de cinq jours, tandis que la période d'acmé n'a, pour ainsi dire, pas existé, le déclin étant survenu brusquement.

Je n'oublierai pas, toutefois, de noter que ces deux cas, qui nous présentent une disproportion peu habituelle dans la durée relative des trois phases du processus pneumonique, ont précisément, tous les deux, été immédiatement précédés par un ou deux accès de fièvre intermittente.

2° *Amplitude des oscillations vespéro-matutinales.* Dans le type le plus ordinaire, il y a, chaque matin, par rapport au soir de la veille, une rémission comprise, d'après M. Jaccoud, entre 0°,5 et 1 degré. Or, dans aucune des six courbes ci-jointes, les variations quotidiennes n'ont dépassé 3 dixièmes de degré, et, dans le sixième cas, aucune variation ne s'est produite entre la température du matin et celle du soir; pendant trois jours consécutifs (les sixième, septième et huitième jours), la fièvre a présenté le type continu sans oscillations vespéro-matutinales. Je note cette particularité, parce que, après avoir parcouru un grand nombre de courbes thermographiques de pneumonie, je n'en ai jamais observé une seule qui présentât une ligne droite pendant trois jours de suite, et parce qu'il est admis que la fièvre de la pneumonie n'est jamais une continue pure. Toutefois je ne veux pas exagérer la portée de cette observation, parce que je n'ai marqué la température que deux fois par jour, et il est trop bien admis par tous qu'une fièvre absolument continue et sans rémission n'existe pas, pour que je ne sois pas amené à penser que si j'eusse pu noter la température sept ou huit fois par jour, comme l'ont fait certains observateurs, la ligne, au lieu d'être droite, eût été brisée; mais il reste toujours ceci d'intéressant à noter, que, pendant trois jours consécutifs, à neuf heures du matin et à sept heures du soir, la température n'a pas varié.

3° Relativement à la rapidité de la période de déclin, je vous ferai remarquer, dans la première observation, la chute énorme de 1°,8 en douze heures; dans la sixième, celle plus grande encore de 1°,9; et enfin, dans la deuxième observation, la chute colossale de 2°,3 en douze ou quatorze heures.

4° Je noterai, enfin, que la défervescence est survenue : une fois le douzième jour, trois fois le neuvième jour, une fois le septième jour, une fois le sixième jour.

(Extrait de l'*Union médicale* 1871.)

Made in the USA
Monee, IL
04 November 2026

67388666R00036